AF299550

HISTORIQUE

DU

MASSAGE DE LA PROSTATE

PAR LE

Dʳ A. GUÉPIN

Chirurgien chef du service des voies urinaires
à l'hôpital Péan.

Académie de médecine, 23 octobre 1906.

PARIS

FÉLIX ALCAN, ÉDITEUR

ANCIENNE LIBRAIRIE GERMER BAILLIÈRE ET Cⁱᵉ

108, BOULEVARD SAINT-GERMAIN, 108

1906

HISTORIQUE

DU

MASSAGE DE LA PROSTATE

Neuf ans se sont écoulés depuis l'époque où, revenant sur des publications antérieures, je soumettais à l'Académie de médecine (24 août 1897) les résultats de ma pratique sur le massage de la prostate. La méthode était alors assez peu répandue pour paraître nouvelle et aucun auteur n'avait cru devoir entreprendre l'étude de cette question spéciale dont on ne prévoyait pas l'avenir. Aujourd'hui que le massage de la prostate est devenu un procédé classique, en France comme à l'étranger, qu'il n'est plus personne pour se priver des ressources qu'il offre, que même on a peut-être parfois exagéré sa valeur en étendant trop loin ses indications, cependant toujours si simples et par conséquent si précises, il me sera permis de jeter un regard sur le passé.

Si désormais tous les médecins spécialisés dans le traitement des affections urogénitales connaissent le massage prostatique et l'emploient, avec plus ou moins d'expérience et de succès, il en est peu néanmoins qui, disposant des loisirs et des facilités nécessaires, aient pu approfondir la question, remonter directement aux sources et savoir d'où nous viennent et le principe, l'idée directrice et féconde qui domine tout le sujet, et la technique que l'expérimentation établit la meilleure au moins dans le plus grand nombre des cas.

Désireux de combler cette lacune, j'engageais M. M. Picot qui, cette année, fit sa thèse de doctorat sur le massage de la prostate et qui voulut bien dans mon service hospitalier, venir demander quelques conseils, à soigner particulièrement l'historique, persuadé toujours que rien ne saurait être plus instructif et plus profitable, que la présentation des étapes franchies par l'esprit des chercheurs, partant d'une hypothèse pour aboutir scientifiquement à une découverte dont le temps et la diffusion devaient démontrer la valeur.

Un historique bien fait est impersonnel ; je n'ai donc rien d'essentiel à changer à celui de M. M. Picot ; je le résume simplement dans ses traits principaux. Il montre jusqu'à l'évidence que le massage scientifique (ou compression digitale de la prostate), imaginé en France par un Français, employé par lui d'abord et plus tard par son élève, décrit dans ses ouvrages et dans ceux de ses successeurs, ne doit rien à l'empirisme et que dans cette question, tout a été conduit avec la méthode la plus sévère, mais aussi la plus heureuse dans ses résultats.

Par « massage de la prostate », il faut entendre toutes les manœuvres mécanothérapiques dirigées contre les lésions de l'organe ou simplement les troubles fonctionnels qui l'affectent et, d'une manière plus exacte à mon sens, en conservant le terme précis de « compression digitale », l'évacuation provoquée par la pression du doigt, des sécrétions qui stagnent dans les culs-de-sac pathologiquement dilatés de la prostate (et des vésicules séminales). C'est donc, pour tout dire, une manœuvre dont le but et l'effet sont de combattre la stagnation glandulaire, partant de favoriser le dégonflement prostatique et de s'opposer ainsi, autant que faire se peut, aux troubles urinaires qui dépendent de la prostatomégalie. Cette très longue définition personnelle serait encore incomplète, si on n'ajoutait pas que l'évacuation provoquée des sécrétions stagnantes infectées d'ordinaire, est le meilleur moyen de calmer et de guérir les accidents inflammatoires avec toutes leurs conséquences, communes, banales ou particulières à l'organe (prostate et vésicules) qui nous occupe, c'est-à-dire aux glandes du carrefour uro-génital de l'homme.

Dès le début de nos travaux sur le massage de la prostate et des vésicules (les glandes de l'urètre, 1894), et encore aujourd'hui, il reste nécessaire de bien distinguer le massage scientifique des procédés plus ou moins aveugles préconisés par des masseurs et de différencier la méthode thérapeutique de la simple exploration diagnostique, dénommée par nous : « expression glandulaire ». De tout temps, en effet, les médecins ont exploré la prostate ; mais seulement à notre époque, on apprit, grâce à Reliquet, à transformer en traitement logique, après l'avoir fait servir à un diagnostic exact et complet, le toucher rectal de tous les auteurs.

Les premières observations détaillées de Reliquet, reproduites en résumé dans le travail de M. Picot, datent de 1880 et 1881 ; elles furent publiées dans ses « Leçons » en 1882 et 1885 et depuis dans les « OEuvres complètes » (1894). Elles sont aussi précises et aussi explicites qu'il est possible de le désirer. La date de chaque compression digitale est notée avec soin (Reliquet disait : toucher rectal) ; le volume de la prostate, la sensibilité, sont également observés. Le liquide prostato-vésiculaire est recueilli et examiné chaque fois dans ses caractères physiques et, suivant les conseils de l'histologiste Charles Robin, dans son aspect microscopique et même dans ses réactions chimiques. Ces recherches consciencieuses et vraiment admirables pour l'époque, qui d'ailleurs n'ont pas été égalées depuis, furent le point de départ de nos écrits ultérieurs, à tous deux, sur la séméiologie des sécrétions prostatiques et vésiculaires.

Quoi qu'il en soit, depuis 1882, dans tous les travaux si nombreux de Reliquet, on retrouve le même soin à poursuivre minutieusement l'observation de la technique et des résultats de ce que nous nommons aujourd'hui le massage prostato-vésiculaire et notre mémoire sur « les glandes de l'urètre » (1894-1895) résume par conséquent et comme il est facile de s'en rendre compte quinze années d'expériences poursuivies sans arrêt.

C'est à peu près à la même époque (1892) qu'un ancien sous-officier de l'armée suédoise, Thure Brandt, encouragé, semble-t-il, par les succès du massage en gynécologie, eut l'idée de l'étendre à la prostate, mais cela sans aucune connaissance anatomique ou pathologique. Les explications de cet auteur sont étonnantes et je renvoie aux citations de la thèse de Picot pour plus d'éclaircissements. En 1892 aussi, Ebermann, qui paraît avoir précédé Thure Brandt, tout en ignorant les travaux de Reliquet, fit une communication vraiment scientifique à la Société de médecine de Saint-Pétersbourg, où le massage prostatique est sérieusement envisagé par un clinicien qui a cherché à bien posséder son sujet. Je ne parle pas d'Estlander et de Schleiss qui, au dire de von Frisch, connaissaient déjà la méthode; car rien dans les textes ne nous permet de soutenir cette opinion.

En 1893, Schlifka, assistant de von Frisch, écrit un long article sur le massage et cite quatre observations; Rosenberg (1894) en rapporte aussi trois favorables; Hogner (1894) et R.-W. Taylor (1895), en Amérique, effleurent encore le sujet. Aucun d'eux, pour des raisons qui nous échappent, ne présente un travail complet.

Et cependant, en France, la littérature est muette. A part les publications de Reliquet et les nôtres, nulle part il n'est question du massage; et nos premières tentatives pour en répandre la pratique restèrent à peu près sans effet, peut-être à cause du discrédit mérité en apparence, que donnaient au massage des arti-

cles comme celui de Félecki (1895), où l'inex-
périence s'ajoute aux assertions fantaisistes.
D'ailleurs Félecki affirme que la prostate est
presque inaccessible au doigt explorateur et
cette déclaration, basée sur des mensurations
cadavériques, peut donner une idée de l'ensemble de son travail.

A partir de ce moment, les publications se
multiplient sans qu'aucune d'elles présente le
caractère d'une revue générale ou d'un aperçu
critique. Ce sont des observations personnelles
avec l'exposé de la façon de faire propre à l'auteur et les réflexions que lui inspire le sujet. Les
idées doctrinales n'y sont point toujours net-
tement formulées et, d'ordinaire, personne ne
voit dans le massage prostato-vésiculaire autre
chose que l'extension plus ou moins logique des
manœuvres mécanothérapiques usuelles, à la
prostate et aux vésicules séminales. En un mot,
nul après Reliquet, puis Ebermann, ne paraît
avoir saisi que le massage prostatique est avant
tout une expression glandulaire répétée dans un
but thérapeutique et encore moins, avoir examiné systématiquement les sécrétions chassées

au méat par la compression des culs-de-sac
glandulaires distendus. Aussi semble-t-on n'a-
voir visé que la régularisation circulatoire san-
guine du carrefour uro-génital et quelquefois la
résorption possible de reliquats inflammatoires,
résultats certains et importants sans doute de la
compression digitale, mais en fait, accessoires
à côté du point essentiel qu'elle se propose et
qu'elle atteint comme le montre la définition
déjà donnée : évacuer les glandes remplies de
sécrétions stagnantes. Faut-il citer Hogge, de
Keersmacker, Janet (1895) ? Eupir Walter Collan,
Guiard (1898) ? Le premier, à l'inverse de Félecki, estime que la prostate est située sous la
peau du périnée, puisqu'il conseille au malade
le massage avec son propre pouce, par conséquent et non sans peine, à la hauteur des plis
radiés de l'anus, bouleversant ainsi comme lui,
d'un trait de plume, l'anatomie de la région.
D'autres, persuadés au contraire, avec le pré-
cédent que la prostate est trop haut placée pour
être atteinte par le doigt du chirurgien, propo-
sent des instruments masseurs ou même auto-
masseurs, très ingénieux parfois, mais aussi

inutiles et souvent dangereux (Swinburne, Gold-
berg). Faut-il parler du massage électrique, bon,
peut-être, comme massage, mais qui n'a rien
de commun avec la compression digitale ? Je ne
le pense pas ; car tout cela est encore un véri-
table chaos et dans la discussion qui eut lieu à
la Société de Cinésie de Paris en 1903, sur le
massage des glandes, ces diverses tentatives de
massage instrumental, auto-massage, électro-
massage etc., furent laissées dans l'ombre, malgré mes efforts pour attirer l'attention sur elles
et amener la Société à les examiner.

La clinique des voies urinaires de la Faculté
de Paris fit connaître son opinion sur le massage prostato-vésiculaire seulement en 1899,
avec la thèse de M. Aubry, très intéressante
parce qu'elle nous démontre que la méthode
n'avait encore jamais été utilisée à Necker avant
cette époque et que même en 1899, on n'y était
point fixé sur la doctrine, la technique, les
indications et contre-indications du massage,
encore moins si possible sur son histoire. En
somme, ce travail fait trop rapidement, sans la
préparation indispensable, ne pouvait servir

qu'à augmenter la confusion. Réfuté de divers côtés, timidement dans une revue générale où M. G. Colin (1900) veut être complet et juste, mais subit trop l'influence du programme officiel précité ; énergiquement, par mes élèves et par moi-même en particulier dans de multiples communications ou mémoires à l'Académie de médecine ; il convient cependant de ne pas l'oublier puisqu'il marque une époque. Peu à peu, en passant par nombre d'observations publiées de tous côtés, mais insuffisantes à elles seules pour baser une conviction, on arrive à la thèse de M. Picot (1906), qui constitue le premier travail d'ensemble sur le massage prostato-vésiculaire, la seule monographie que l'étudiant puisse aujourd'hui consulter avec fruit. C'est plus qu'une revue générale complète et aussi impartiale que possible ; car l'auteur s'est efforcé de bien mettre en lumière les diverses théories et les différentes techniques, en établissant par des faits le bien fondé et la valeur thérapeutique des unes et des autres. S'il conclut en faveur du massage scientifique ou compression digitale de Reliquet et Guépin, du moins donne-t-il ses raisons ; et celles-ci n'ont rien à perdre à être discutées.

En résumé, puisqu'il faut conclure également et présenter en quelques lignes ce qui ressort de cet historique d'un sujet tout d'actualité encore malgré son ancienneté relative, il est établi :

Que le massage de la prostate ou plus exactement la compression digitale prostato-vésiculaire, diversement interprété, par les uns comme un massage ordinaire, par d'autres comme un massage spécial aux glandes et surtout aux glandes du carrefour uro-génital de l'homme, c'est-à-dire comme une expression glandulaire, fut imaginé et employé par Reliquet en 1880. décrit par cet auteur en 1882 et 1885, très explicitement signalé par Ebermann en 1892 (dix ans après par conséquent), de nouveau longuement étudié par Reliquet en 1894 et par nous, en même temps que de tous côtés chaque spécialiste commençait à s'intéresser à la question, surtout à l'étranger, puisque la thèse d'Aubry (1899) nous démontre qu'à cette époque la massage prostato-vésiculaire pénétrait à peine à la clinique de Necker.

Il découle en outre, de ce qui précède, qu'il ne faut point confondre le massage avec d'autres manœuvres, utiles sans doute parfois, mais bien différentes dans leur mécanisme et dans leurs effets : dilatation de l'urètre par les sondes, électrisation prostatique ; et encore moins avec les procédés de massage instrumental et surtout d'auto-massage, aveugles, inefficaces et souvent dangereux.

Thure Brandt a eu le mérite, à la faveur du renouveau qui s'attachait au massage en général, de songer aussi à la prostate ; mais combien peu scientifiquement ! Il ouvrait donc la porte à toutes les tentatives d'un empirisme fâcheux dont nous ne sommes pas encore débarrassés.

M. Picot a réussi à mettre les choses à leur place. Sa thèse restera comme le point de départ de tout ce que l'on pourra écrire désormais sur le massage prostato-vésiculaire, dont la valeur n'est plus à défendre pour qui en connaît la technique et sait en poser les indications.

———

Reliquet : *Leçons sur les maladies des voies urinaires*, Paris, 1885. Reliquet : *Œuvres complètes*, Paris, 1891-1895. Ebermann : *Die massage der Prostata* ; internat. Centralbl. für H. und Sex. Org., 1892. Thure Brandt : *Zur massage bei Prostatis* ; Deut. Medic. Wochensch. 1892, n° 44. Schlifka : *Ueber massage der Prostata* ; Wiener medici. Wochensch. 1893, n°s 20 et 21. Reliquet et Guépin : *Les glandes de l'urétre*, t. I, Paris 1894. Guépin : *La colique spermatique*, Paris 1894. Hoffmann. *Klinisch. Handb. d. Harn u. Sex Org.*, Leipzig, 1894. Rosenberg : Intern. Centralbl. 1894. Feleki : *Massage der Prostata* ; Centralbl. für H. u. Sex. Org. 1895. Guépin : C. R. Société de Biologie, janvier 1895. Du même : *Les glandes de l'urètre*, t. II, Paris, 1895. *Prostatite blennorrhagique subaiguë* ; Tribune médicale, 18 mars 1896. Gazette médicale de Paris, 18 avril 1896. *Prostatite aiguë localisée* ; Journal des Praticiens, 15 août 1896. *Le foyer infectieux prostato-génital* ; Tribune médicale, 28 octobre 1896. *Les écoulements urétraux providentiels* ; tribune médicale, 19 mai 1897. *Compression digitale de la prostate* ; Académie de médecine, 24 août 1897 ; et tous les journaux : Gazette des Hôpitaux, Journal des Praticiens, etc. Lozé : *l'orchite des prostatiques*, thèse Paris 1897. Guépin : *Compression digitale de la prostate* ; La Clinique de Montréal, avril 1898. Du même : *Technique et indications du massage de la prostate* ; Revue intern. de Thérapeut. et de Pharmacol., 18 octobre 1898. *De la rareté des indications opératoires chez les prostatiques* ; Académie de médecine, 18 juillet 1899. *Massage, expression et compression digitale de la prostate* ; Tribune médicale, 13 décembre 1899. Du même : *L'hypertrophie sénile de la prostate* ; Paris, mars 1900. *Indications du massage de la prostate* ; Académie de médecine, 6 janvier 1903. *Le suc prostatique normal ;* Académie de médecine, 7 avril 1903. *Sémiologie du suc prostatique ;* Académie des sciences, 3 octobre 1904. GUÉPIN : *Traitement de la prostatite sénile ;* Paris 1905, F. Alcan, édit. M. PICOT. *Massage de la prostate ;* thèse Paris 1906. Ces deux derniers ouvrages sont à consulter pour compléter la bibliographie.

ÉVREUX, IMPRIMERIE CH. HÉRISSEY ET FILS

9 782019 267063